À la Bibliothèque
Royale
offert
par l'Auteur reconnaiss

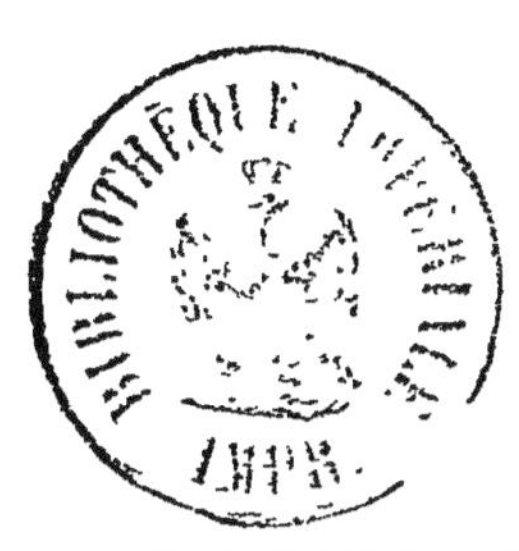

POEME GREC INÉDIT

ATTRIBUÉ

AU MÉDECIN AGLAIAS.

SAINT-CLOUD. — IMPRIMERIE DE BELIN-MANDAR.

POEME GREC

INÉDIT

ATTRIBUÉ AU MÉDECIN AGLAIAS,

PUBLIÉ D'APRÈS

UN MANUSCRIT DE LA BIBLIOTHÈQUE ROYALE DE PARIS,

PAR

LE DOCTEUR SICHEL,

LICENCIÉ ÈS LETTRES DE LA FACULTÉ DE PARIS,
CHEVALIER DE LA LÉGION D'HONNEUR ET DE L'ORDRE DE LÉOPOLD (DE BELGIQUE),
COMMANDEUR DE L'ORDRE DU CHRIST (DE PORTUGAL)

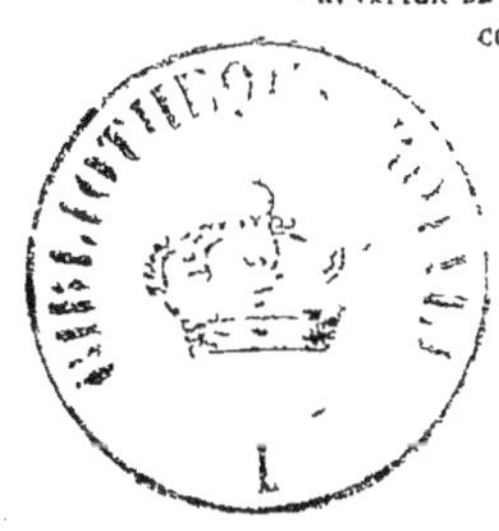

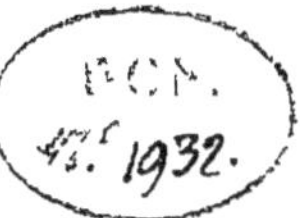

PARIS.

—

1846.

POEME GREC INÉDIT ATTRIBUÉ AU MÉDECIN AGLAIAS,

PUBLIÉ D'APRÈS UN MANUSCRIT DE LA BIBLIOTHÈQUE ROYALE DE PARIS.

M. Dübner a eu la bonté de m'indiquer un poëme inédit d'Aglaïas, qui renferme une recette contre la cataracte commençante. Il m'a fait en même temps la proposition, à la fois désintéressée et flatteuse, de s'en dessaisir pour me permettre de le publier dans la *Revue de philologie*. Il ne m'a guère été possible de ne pas me rendre à son désir, d'après l'affirmation qu'il lui serait difficile de se livrer aux recherches de médecine et de botanique qu'exigeraient la publication et l'interprétation de ces vers. Tout cela, joint à l'aimable insistance qu'il y a mise, a dû nécessairement me décider. Voici donc ces distiques tels qu'ils sont contenus dans un manuscrit grec de la bibliothèque royale de Paris (in-fol., n° 2726). Ils se trouvent un peu plus loin que le milieu du recueil non paginé, entre les Alexipharmaques de Nicandre et les Idylles de Théocrite. Ils sont toutefois séparés de celles-ci par une courte note sur les signes qui indiquent les noms grecs des poids et mesures. Je donne ces vers à l'impression, tels que je crois qu'ils doivent être lus, ayant soin cependant de noter avec exactitude les leçons du manuscrit parisien, et les variantes de celui de la bibliothèque de Saint-Marc de Venise (n° 480, folio 169 rect.) pour les 8 premiers vers, que Villoison (*Anecdota græca*, t. II, p. 179, note 1) a publiés. Après les avoir accompagnés d'une traduction aussi littérale que possible, je les ferai suivre des scholies et d'un commentaire moins philologique que médical. La ponctuation, très-vicieuse dans le manuscrit, a dû être entièrement changée.

Mais, avant de nous occuper du poëme lui-même (si l'on peut appeler poëme l'amplification pédantesque et versifiée d'une pensée très-prosaïque), il sera nécessaire de nous livrer à quelques recherches sur son auteur présumé et sur le sujet qu'il

traite. Sous ce dernier rapport, c'est évidemment la formule
d'un de ces collyres, c'est-à-dire, de ces topiques oculaires
d'une consistance très-variée, comme l'antiquité médicale nous
en a légué un très-grand nombre. Dès la première entrevue que
j'eus avec M. Dübner, le jour même où il me communiqua
une copie des distiques en question, j'émis l'opinion que l'A-
glaïas du manuscrit pouvait fort bien être l'oculiste Aglaïdes
dont je me rappelais avoir lu, chez Aëtius, une composition
semblable. Un examen ultérieur et comparatif du passage de ce
dernier médecin compilateur du vi⁰ siècle, avec les vers élégiaques que l'on va lire, a, sur ce point, entièrement confirmé ma
supposition. En effet, dans un chapitre d'Aëtius consacré aux
collyres liquides (*Tetrab.* ii, serm. iii, c. 99, ρά de l'édition
grecque), on lit la formule suivante : Ἀγλαΐδου ὑγρὰ πρὸς ἀρχὰς
ὑποχύσεως. Χαλκοῦ ἄνθους ὀβολοὶ έ, πεπέρεως ὀβολοὶ έ, κρόκου < β′, καστορίου < β′, [σμύρνης ὀβ. έ Codd. 2192 et 2193 Bibl. reg.,] ἀλέκτορος
χολῆς < ά, ὀμφακίου < γ′ S, [< γ′ S. ἐν ἄλλῳ < τὸ ὄγδοον Cod. 2193,
< τὸ ὄγδοον Cod. 2192,] ναρδοστά/υος ὀβολὸς ά, λίθου αἱματίτου ὀβολοὶ
β′, νίτρου ἀφροῦ ὀβολοὶ β′, ἁλὸς ἄνθους < λβ′, ὀποβαλσάμου < λβ′, μέλιτος
γο. έ. λεῖα πάντα ἀργυρῷ σκεύει ἀπόθου [καὶ χρῶ.Codd.]. *Collyre liquide
d'Aglaïdes contre le commencement de la cataracte. Fleur d'airain
5 oboles, poivre 5 oboles, safran 2 gros, castoréum 2 gros,
fiel de coq 1 gros, verjus préparé 2 gros et demi, spicanard
1 obole, pierre hématite 2 oboles, fleur de sel 2 oboles, écume de
nitre 32 gros, opobalsame 32 gros, miel 5 onces. Porphyrisez
et conservez dans une boîte d'argent.*

On verra qu'à part quelques légères variantes la clef donnée
par le scholiaste n'est que la copie de cette formule, et que les
vers eux-mêmes n'en sont que l'amplification ampoulée, en
termes allégoriques et mythologiques, qui en déguisent le sens
et en font une espèce d'énigme, de logogriphe, ou plutôt, comme
on dirait aujourd'hui, une sorte de rébus. L'auteur a substitué
aux noms usuels des substances médicamenteuses tantôt une
périphrase de rhétorique, tantôt une personnification mythologique, et la connaissance préalable des noms usuels est absolument nécessaire pour deviner le sens allégorique des circon-
locutions. Le collyre liquide d'Aglaïdes contre les cataractes
(Ἀγλαΐδου ὑγρὰ πρὸς ὑποχύσεις) est en outre cité par Aëtius (ib. c.

48), comme ayant une action pareille à celle du collyre διχέντητον (voy. Sichel, *Cinq Cachets d'oculistes,* etc. p. 17), dont la composition se rapproche également de celle du collyre d'Aglaïdes (*safran, myrrhe, de chacun 1 gros, poivre 15 grains, spicanard 2 oboles, suc de fenouil 16 gros, gomme ammoniaque 1 gros, miel 15 onces*).

Il ne nous semble pas douteux que le véritable auteur de cette formule ne soit l'oculiste Aglaïdes, dont, il est vrai, aucun autre médecin de l'antiquité ne parle, et sur la vie duquel nous ne possédons aucune donnée. Aëtius, qui a soigneusement compulsé et mis à profit les ouvrages de ses devanciers, ne pouvait pas se tromper deux fois sur le nom d'un médecin célèbre ou tout au moins très-connu. Notre versificateur au contraire n'était autre, sans doute, que quelque grammairien ou médecin, qui, ayant entendu prôner ce collyre d'Aglaïdes, se proposa de lui donner une publicité plus étendue. Pour atteindre son but, il ne trouva rien de mieux à faire que d'envelopper cette recette d'une forme poétique et obscure, semblable à celle des oracles. Cette espèce de poëmes élégiaques et médicaux, qui rappellent en quelque sorte, et peut-être non sans intention, le style de la *Cassandre* de Lycophron, paraissent avoir été en vogue chez les anciens et très-goûtés par eux. Galien non-seulement nous en a conservé un, celui de Philon de Tarse, médecin de la secte des méthodiques, qui a vécu dans le 1ᵉʳ siècle après J.-C., mais encore il l'a cru digne d'un commentaire très-détaillé. C'est ce poëme de Philon sur son antidote, médicament contre les affections douloureuses, devenu célèbre sous le nom de *Philonium* (Φιλώνειον φάρμαχον, Φιλώνειον), que notre auteur semble s'être proposé comme modèle.

Cela ressort de plusieurs passages évidemment imités, dont l'un fournit peut-être le moyen de rétablir le rhythme d'un pentamètre vicieux du poëme inédit. Nous croyons utile pour la parfaite intelligence de l'imitation de la faire précéder des distiques sur lesquels elle paraît calquée, et qui dissipent quelque peu les épaisses ténèbres dont sont enveloppés les vers d'Aglaïas. Voici donc le panégyrique du *Philonium,* avec les explications de Galien (*Comp. med. sec. loc.* i, 4, t. xiii, p. 267). Je le copie sur l'édition de Kuehn, en corrigeant seulement quelques fautes manifestes et en mettant en tête un très-petit nombre de remarques essentielles. Le commentaire de Galien suffit pour l'intelligence du reste du poëme.

V. 5. Pour ἀνηρήν Schneider (*ad Nicandr. Ther.* v. 701) indique ἀνιγρήν comme la vraie leçon.

14. Kuehn a Ἑρμείας, et dans les scholies δισκεύων, probablement par des fautes typographiques.

15. Κρόκου est une glose qui a expulsé le mot véritable. Il faut peut-être lire γράψον.

17. Kuehn a mis des virgules après Τρώεσσι et φονῆος, ce qui change tout à fait le sens. Euphorbe n'était nullement *le troisième parmi les Troyens*, mais bien *celui des Troyens qui, le troisième après la Parque et Apollon, avait tué Patrocle*, d'après la teneur des vers (*Iliad.* II, 849) cités par Galien.

22. Πίσση, licence poétique, ou fausse orthographe, pour Πίσα ou Πῖσα, nom dont la première syllabe est brève chez Pindare seul (par exemple, *Olymp.* VIII, 11).

24. « Au mot πῖον ajoutez l'article masculin, et vous aurez ὅπιον, qu'il faudra prendre pesant deux fois cinq gros en un seul poids. » Ἑλκόμενον se rapporte à ὅπιον, comme si ce mot avait été réellement écrit. M. Dübner propose de lire δραχμαῖς, comme dans le commentaire de Galien, et ἑνὶ, « de l'opium pesé en deux fois cinq gros, pesant deux fois cinq gros; » leçon qui me paraît meilleure et d'une explication plus naturelle. Grammaticalement Ἑλκόμενον a l'air d'être en rapport avec ἄρθρον, tandis qu'il l'est de fait avec le mot ὅπιον énigmatiquement exprimé. Quelque chose de semblable a lieu pour le mot ψευδώνυμος du v. 15 d'Aglaïas.

25. D'après les paroles de Galien, la véritable leçon me semble ταύρου.

26. Οἱ Τρίκκης. Les Asclépiades, originaires de Tricca. Il y avait peut-être οὐκ Τρίκκης. Kuehn lit : Οἱ Τρίκκης, ὡς..., ce qui ne donne pas de sens. Dans le passage du commentaire de Galien il faut lire : ὡς καὶ ὁ ποιητής φησιν, pour ὡς καὶ ὁ ποιητής ἐστιν. Ἔστιν est évidemment la faute d'un copiste qui a mal lu la ligature de φησιν. « Originaires de Tricca, *comme l'est aussi l'auteur du poëme*, » serait faux, puisque Philon était natif de Tarse en Cilicie. Il est étonnant qu'une erreur aussi matérielle ait échappé

aux éditeurs et traducteurs de Galien, ainsi qu'à Fabricius, qui dit (*Bibl. gr.* ed. i, t. XIII, p. 367) : *Philonem Tarsensem... Galenus... genus ex Tricca duxisse... testatur.* « Originaires de Tricca, *comme l'a aussi dit le poëte,* » c'est-à-dire Homère, est une allusion à ces vers du catalogue des vaisseaux (*Iliad.* B, 729) :

Οἵ δ' εἶχον Τρίκκην καὶ Ἰθώμην κλωμακόεσσαν,
Οἵ τ' ἔχον Οἰχαλίην, πόλιν Εὐρύτου Οἰχαλιῆος·
Τῶν αὖθ' ἡγείσθην Ἀσκληπιοῦ δύο παῖδε,
Ἰητῆρ' ἀγαθώ, Ποδαλείριος ἠδὲ Μαχάων.

De même *Iliad.* Δ, 202, Machaon est entouré des guerriers, οἳ οἱ ἔποντο Τρίκης ἐξ ἱπποβότοιο.

Donnons maintenant le texte du poëme de Philon, précédé de quelques mots d'introduction de Galien, et suivi des scholies que le médecin de Pergame y a ajoutées :

Πρώτη μὲν οὖν αὐτῶν [τῶν ἀνωδύνων τε καὶ κωλικῶν], ὡς ἔοικεν, ἐν τοῖς πάλαι χρόνοις ἡ τοῦ Φίλωνος ἔνδοξος ἐγένετο, περὶ ἧς αὐτὸς ἐποίησε τάδε τὰ ἐλεγεῖα.

Ἡ Φίλωνος ἀντίδοτος.

Ταρσέος ἰητροῖο μέγα θνητοῖσι Φίλωνος
    Εὕρεμα, πρὸς πολλάς εἰμι παθῶν ὀδύνας.
Εἴτε κόλον πάσχει τις ἅπαξ δοθέν, εἴτε τις ἧπαρ,
    Εἴτε δυσουρίη ἴσχεται, εἴτε λίθῳ.
5. Ἰῶμαι καὶ σπλῆνα καὶ ὀρθόπνειαν ἀνηρήν,
    Καὶ φθίσιν ἰῶμαι, σπασμὸν ἐνιστάμενον,
Καὶ σφαλερὴν πλευρῖτιν. Ἀποπτύων δέ τις αἷμα
    Ἢ ἐμέων, ἕξει μ' ἀντίπαλον θανάτου.
Πάντα δ' ὅσα σπλάγχνοισιν ἐνίσταται ἄλγεα παύω,
10.   Βῆχά τε καὶ πνιγμὸν, λύγγα τε καὶ κατάρουν.
Γέγραμμαι δὲ σοφοῖσι, μαθὼν δέ τις οὐ βραχύ μ' ἕξει
    Δῶρον, ἐς ἀξυνέτους δ' οὐκ ἐπόθησα περᾶν.
Ξανθὴν μὲν τρίχα βάλλε μυρίπνοον ἰσοθέοιο,
    Οὗ λύθρος Ἑρμείαις λάμπεται ἐν βοτάναις.
15. Κρόκου δὲ σταθμὸν φρένας ἀνέρος, οὐ γὰρ ἄδηλον,
    Βάλλε δὲ καὶ δραχμὴν Ναυπλίου Εὐβοέως·
Καὶ τρίτου ἐν Τρώεσσι Μενοιτιάδαο φονῆος·
    Δραχμὴν τὴν μήλων γαστέρι σωζομένην.
Ὁλκὰς δ' ἀργεννοῖο πυρώδεος εἴκοσι βάλλε,

20.   Εἴκοσι κηὶ κυάμου θηρος ἀπ' Ἀρκαδίης.
Δραχμὴν καὶ ῥίζης ψευδωνύμου, ἣν ἀνέθρεψε
Χῶρος ὁ τὸν Πίσσῃ Ζῆνα λοχευσάμενος.
Πῖον δε γράψας ἄρθρον βάλε πρῶτον ἐπ' αὐτῷ
Ἄῤῥεν ἐνὶ δραχμὰς πέντε δὶς ἑλκόμενον.
25. Νᾶμα δὲ θυγατέρων ταύρων καὶ Κεκροπίδαισι
Συγγενές, οἱ Τρίκκης ὡς ἐνέπουσιν ἐμοί.

(Γαληνοῦ ἐξάπλωσις τῆς Φίλωνος ἀντιδότου.) Ἐν τούτοις τοῖς ἔπεσιν ὁ Φίλων κελεύει κρόχου μὲν < ε ἐμβάλλεσθαι, πυρέθρου δὲ μίαν, εὐφορβίου μίαν, στάχυος νάρδου μίαν, πεπέρεως δὲ λευκοῦ καὶ ὑοσκυάμου τὸ ἴσον, ἑκατέρου < κ', ὀπίου δὲ < ι. Οἱ μὲν οὖν πρῶτοι δύο στίχοι τὸν κρόχον δηλοῦσιν, ξανθὸν μὲν τῇ χρόᾳ ὄντα, τριχοειδῆ δὲ τῇ λεπτότητι. Λύθρον δὲ τοῦ Κρόχου φησὶν ἐν ταῖς Ἑρμείαις, τουτέστι ταῖς τοῦ Ἑρμοῦ, λάμπεσθαι βοτάναις, ἐπειδὴ μειράκιον καλούμενον Κρόχος, ἅμα τῷ Ἑρμῇ δισχεῦον, εἶθ' ἑστὸς ἀμελέστερον, ἐμπεσόντος αὐτῷ δίσχου τῇ κεφαλῇ, συνέβη μὲν ἀποθανεῖν αὐτίκα, τοῦ δ' αἵματος εἰς τὴν γῆν ἀναχθέντος, ἐξ αὐτοῦ φῦναι τὸν κρόχον. Λάμπεσθαι δὲ εἶπε τὸν λύθρον, τουτέστι τὸ ἀπὸ τοῦ σφαγέντος αἷμα, διὰ τὸ στιλπνὸν τῆς χρόας τοῦ κρόχου. Γράφεται δὲ οὐ μόνον βοτάναις, ἀλλὰ καὶ πεδίοις ὡδί πως ὁ στίχος, Ἑρμείοις λάμπεται ἐν πεδίοις. Σταθμὸν δὲ ἀξιοῖ τοῦ κρόχου πέντε δραχμὰς εἶναι, φρένας ἀνέρος εἰπὼν τὰς αἰσθήσεις οὔσας πέντε. Ὅτι δὲ δραχμὰς πέντε βούλεται εἶναι καὶ οὔτε ὀβολοὺς οὔτε λίτρας οὔτε ἄλλο τι τοιοῦτον, ἐνδείκνυται διὰ τῶν ἑξῆς, πρῶτον μὲν εἰπών, μίσγε δὲ καὶ δραχμὴν Ναυπλίου Εὐβοέως, εἶθ' ἑξῆς καὶ τοῖς ἄλλοις προστιθεὶς ταὐτὸν ὄνομα τὸ τῆς δραχμῆς. Ναύπλιον μὲν οὖν Εὐβοέα τὸ πύρεθρον λέγει, διότι Ναύπλιος, πυρὰς μεγάλας καύσας ὥς φασι, κατὰ τὸν τῆς Εὐβοίας λιμένα, πολλοὺς τῶν Ἑλλήνων ἐξηπάτησεν, ὡς ἐπὶ χώραν εὐλίμενον καταίροντας ἀπολέσθαι. Ἐργάσασθαι δέ φασιν αὐτὸν τοῦτο διὰ τὸν τοῦ Παλαμήδους θάνατον. Καὶ μὴν καὶ τὸ εὐφόρβιον αἰνιγματωδῶς ὁμοίως τούτοις κέκληκεν εἰπών, καὶ τρίτου ἐν Τρώεσσι Μενοιτιάδαο φονῆος, ἐπειδὴ ὁ ποιητὴς ἐποίησε λέγοντα τὸν Πάτροκλον,

Ἀλλά με Μοῖρ' ὀλοὴ καὶ Λητοῦς ἔκτανεν υἱός,
Ἀνδρῶν δ' Εὔφορβος.

Μήλων δέ, τουτέστι προβάτων, ἐν τῇ γαστρὶ διασώζεσθαί φησι τὸ εὐφόρβιον, ὅτι μόνην ταύτην οὐ διαβιβρώσκει, καὶ διὰ τοῦτο δυνατόν ἐστιν ἀποτίθεσθαι κατ' αὐτὴν τὸ φάρμακον. Ὀπὸς δέ ἐστι φυτοῦ τινος ἀκανθώδους ἐν τῇ τῶν Μαυρουσίων γῇ φυομένου, θερμότατος τῇ δυνάμει, καὶ γέγραπται περὶ αὐτοῦ βιϐλίδιόν τι σμικρὸν Ἰόϐᾳ τῷ βασιλεύσαντι τῶν Μαυρουσίων. Ἐφεξῆς δὲ ὁ Φίλων φησίν, δραχμὰς δ' ἀργεννοῖο πυρώδεος εἴκοσι βάλλε, ὡς λευκὸν πέπερι σημαίνων. Ἔστι δὲ εὐστομαχώτερον καὶ δριμύτερον τοῦ μέλανος. Εἴκοσι δ' ἀξιοῖ δραχμὰς ἐμϐάλλεσθαι σπέρματος ὑοσχυάμου, γράψας καὶ τοῦτο αἰνιγματωδῶς, εἴκοσι καὶ κυάμου θηρὸς ἀπ' Ἀρκαδίης, ἐπειδὴ τὸν Ἐρυμάνθιον κάπρον ὁ Ἡρακλῆς ἀποκτεῖναι λέγεται κατὰ τὴν τῶν Ἀρκάδων γῆν αὐξηθέντα. Νάρδου δὲ καὶ αὐτῆς < ά ἀξιοῖ βάλλειν, ἣν ψευδώνυμον εἴρηχε ῥίζαν, ἐπειδὴ στάχυς ὀνομάζεται νάρδου. Βούλεται δ' αὐτὴν εἶναι Κρητικήν, ἔνθα φησίν, ἣν ἀνέθρεψε χῶρος ὁ τὸν Πίσσῃ Ζῆνα λοχευσάμενος, ἐπειδὴ τὸν Δία φασὶν οἱ μυθολόγοι κατὰ τὸ Δικταῖον ὄρος ἐν Κρήτῃ τραφῆναι, κρυπτόμενον ὑπὸ τῆς μητρὸς Ῥέας, ὅπως μὴ καὶ αὐτὸς ὑπὸ τοῦ πατρὸς τοῦ Κρόνου καταποθῇ. Προσέθηκε δὲ τῷ Διὶ τὴν Πίσσαν, ὡς εἰώθασι πολλοὶ καὶ χωρὶς ποιητικῆς ἐν τῷ βίῳ λέγειν, μὰ τὸν ἐν Περγάμῳ Ἀσκληπιόν, μὰ τὴν ἐν Ἐφέσῳ Ἄρτεμιν, μὰ τὸν ἐν Δελφοῖς Ἀπόλλωνα, μὰ τὸ ἐν Ἐλευσῖνι πῦρ. Ἔνιοι δὲ οὐ τὴν Κρητικὴν χώραν, ἀλλὰ τὴν Ἰνδικὴν εἰρῆσθαί φασιν, ἐξ ἧς ὁ ἐλέφας φέρεται· ἐκ τούτου γὰρ τὸ ἐν Πίσσῃ τοῦ Διὸς ἄγαλμα λελοχεῦσθαι, τουτέστι γεγενῆσθαι. Τούτοις ἅπασι μίγνυσθαι κελεύει τὸν τοῦ μήκωνος ὀπόν, εἰθισμένον ὑπὸ τῶν ἰατρῶν ὄπιον ἰδίως ὀνομάζεσθαι, μηδενὸς τῶν ἄλλων ὀπῶν, καίτοι παμπόλλων ὄντων, κατὰ τὸ καλούμενον οὐδέτερον γένος ὀνομαζομένων. Ἐπεὶ τοίνυν τὸ ὄνομα ἐκ τῆς ο φωνῆς καὶ τῆς πίον σύγκειται, διὰ τοῦτο ἔφη·

> Πῖον δὲ γράψας ἄρθρον βάλε πρῶτον ἐπ' αὐτῷ
> Ἄῤῥεν ἑνὶ δραχμαῖς πέντε δὶς ἑλκόμενον,

ὅπερ ἐστίν, ἔμϐαλλε καὶ τοῦ ὀπίου < ί. Ὑπόλοιπον δέ ἐστιν, ᾧ πάντα ταῦτα ἀναλαμϐάνεται λειωθέντα, τὸ μέλι, κεκλημένον ὑπ' αὐτοῦ συμϐολικῶς νᾶμα ταύρου θυγατέρων, ἐπειδὴ σηπομένων τῶν ταύρων γεννᾶσθαί φασι τὰς μελίσσας. Ἀττικὸν δὲ αὐτὸ βουλόμενος εἶναι, συγγενὲς ἔφη τοῖς Κεκροπίδαις, τουτέστι τοῖς Ἀθηναίοις. Διὰ δὲ τοῦ τελευταίου τῶν ἐπῶν δηλοῖ καὶ τοὺς Ἀσκληπιάδας οὕτως ὀνομάζειν. Ἐκ Τρίκκης γὰρ τὸ γένος αὐτῶν ἐστιν, ὡς καὶ ὁ ποιητής ἐστιν. Αὕτη σχεδὸν ἡ πρώτη τῶν ἀνωδύνων ὀνομαζομένων ἀντιδότων ἔνδοξος ἐγένετο. Κατ' αὐτὴν δὲ τὰ μὲν προσθέντες αὐτῇ, τὰ δὲ ἀφαιροῦντες ἢ ταῖς συμμετρίαις ὑπαλλάττοντες, ἐποίησαν χυρίων ἀνωδύνων ἀντιδότων ἀριθμόν, ἃς καὶ κωλικὰς προσαγορεύουσιν, παρονομάζοντες ἀπὸ τοῦ μεγίστας ὀδύνας ἔχοντος πάθους.

Ce sont ces vers de Philon qui ont sans doute suggéré à notre pseudonyme l'idée de composer les siens et de les attribuer à l'inventeur du collyre. Afin de bien atteindre son but et de rivaliser avec son modèle, l'auteur de cette recette versifiée s'est mis en quête des expressions les plus extraordinaires et les moins connues pour désigner chaque substance médicamenteuse. Tout porte à penser que les scholies sont l'œuvre du même personnage; il a présumé, et sous ce rapport il a eu grandement raison, que sans elles la plupart de ses vers eussent été radicalement inintelligibles. Sa tendre sollicitude pour les fruits énigmatiques de sa muse ne s'est point arrêtée là: afin que la postérité puisse les comprendre, il clôt ses commentaires par la formule elle-même, presque identique à celle que nous a conservée Aëtius. On ne peut nier que ce poëme singulier ne soit cependant, comme celui de Philon, un monument curieux pour l'histoire de la médecine et de l'esprit humain. A cette époque, on ne se faisait pas scrupule de donner à certaines compositions pharmaceutiques, et spécialement aux collyres, des noms aussi pleins d'emphase que πολύτιμον, ἰσόχρυσον, ἰσόθεον, etc. L'introduction des deux poëmes, celle de Philon en particulier, nous offre encore un exemple d'une façon on ne peut plus élogieuse de parler de soi-même, qui nous fait voir assez clairement que les médecins anciens, surtout ceux de la Grèce, ne reculaient pas devant certaines formes extérieures, certains moyens de publicité, que les médecins modernes repoussent comme indignes d'hommes honorables, et qu'ils se piquent, non sans raison, d'abandonner aux charlatans.

J'ai fait jusqu'ici d'infructueuses recherches pour trouver ailleurs que chez Aëtius et dans notre poëte des détails sur la vie et les écrits d'Aglaïdes ou Aglaïas. Fabricius dans sa Bibliothèque grecque n'en parle point, pas même dans le tome XIII de la première édition, tome qui traite presque exclusivement des médecins anciens, et qu'on a supprimé, à tort selon nous, dans la dernière édition. Kuehn, qui a consacré de nombreux programmes à ses recherches sur les oculistes anciens (*Index medicorum oculariorum inter Græcos Romanosque ; Lips.* 1829, 1830, in-4°) et qui a inséré dans son catalogue bien des noms moins dignes d'y figurer, l'a également passé sous silence.

Dans un autre programme (*Additamenta ad elenchum medicorum veterum, a Fabricio in Bibl. gr. v. XIII. exhibitum. II. Lips.*

1826, in-4°, p. 6), en traitant d'Aglaïas de Byzance, Kuehn, sans rien ajouter à nos connaissances sur ce médecin, dit à tort que Bongiovanni « *Aglaïam* CARMEN *versibus heroïcis de ponderibus et mensuris composuisse contendit.* »

Tout ce que Villoison nous apprend sur ces vers, c'est qu'ils sont d'Aglaïas « *seu potius Græci multo recentioris, qui antiquitatem mentitus est..... De hoc Aglaïa Byzantino, quem medicum longe antiquissimum vocat, et versibus heroicis scripsisse falso affirmat, loquitur Cl. Antonius Bongiovanni p. 231 epistolæ ad Joh. a Bona , subjectæ hujusce doctissimi medici Veronensis tractatui de scorbuto.* Veron. in-4°, 1761. » A la page citée de ce livre et dans la lettre de Bongiovanni, on trouve le passage suivant : « *Utitur Ælius Promotus [in bibliothecæ D. Marci veteri codice 295 ejus* Δυναμερόν *continente] signis quibusdam ad eorum, quæ quodque medicamentum componunt, quantitatem innuendam, ut alia nota unciam, alia drachmam, alia aliud significet. Has notas, quæ alias difficillimæ captu essent, aperit Aglaias Byzantinus medicus et ipse longe antiquissimus, qui versibus heroicis scripsit, opusculo manuscripto Græcæ D. Marci bibliothecæ cod. 480, quo opusculo, tamquam clave, usus sum ad earum vim assequendam.* » La note sur les signes indiquant les poids et mesures, dont il est question ici, est celle que nous avons déjà mentionnée ci-dessus, et qui se trouve aussi dans le manuscrit de Paris, immédiatement après le poëme élégiaque. Suivant Bongiovanni, elle serait du même auteur, ce qui ne me paraît nullement prouvé; car il n'aurait pas manqué de le dire. Je pense au contraire qu'elle n'occupe cette place que par hasard, ou par le fait du copiste qui a trouvé bon de la lui assigner. Le titre qu'elle porte en tête, écrit à l'encre rouge (περὶ μέτρων καὶ σταθμῶν καὶ τῶν δηλούντων αὐτὰ σημείων), prouve suffisamment que le copiste lui-même ne l'attribuait pas à Aglaïas. Elle ne contient d'ailleurs rien qui puisse justifier l'idée qu'elle soit de ce médecin.

Kuehn (*Additam. ad elench. Fabr.* II, p. 6) rapporte aussi que, d'après A. M. Zanetta (*Græca D. Marci bibl. codd. mstor.* 1740, in-f°, p. 252), le manuscrit de Venise contient, après le poëme d'Aglaïas, un autre opuscule, *sans nom d'auteur*, sur les poids et mesures. Il ajoute expressément : « *Dein ad quem auctorem opusculum de mensuris atque ponderibus referendum sit, codex plane non definit.* »

Schneider (*ad Theophrast. Hist. plant.* ix, 20) dit seulement que M. Jmm. Becker lui avait procuré une copie complète des vers héroico-élégiaques d'Aglaïas, prise sur le manuscrit de Venise; il n'ajoute aucune remarque sur le nom et la personne de l'auteur qu'il cite, sous le nom d'*Aglaïas Byzantinus,* dans son *lexique grec* (v. δραχμόθεν par exemple). Aglaias ou Aglaïdes était-il réellement Byzantin et élève d'Alexandre, comme l'affirme le grammairien, celui qui lui attribue les vers bizarres qu'ils nous a légués? nous l'ignorons. Si ce n'est pas une supposition gratuite, cet Aglaïas ou Aglaïdes doit avoir vécu vers le milieu du ı^{er} siècle de l'ère chrétienne ; car Démosthène Philalèthes, dont il s'agit dans la suscription de notre poëme, vivait sous Néron. Il était élève d'Alexandre Philalèthes, dont il semble avoir adopté le surnom, par piété peut-être, ou comme une espèce de profession de foi et de déclaration de principes. Il est difficile de décider si le Démosthène de Massilia (ὁ Μασσαλιώτης), dont parle Galien (*Comp. med. sec. gen.* v, 15, ed. Kuelin. t. xiii, p. 856), est le même personnage.

Quoi qu'il en soit, il nous semble certain que celui qui s'est rendu coupable de ces vers n'est pas Aglaïas ou Aglaïdes lui-même, mais bien quelque paraphraseur d'une époque plus récente, probablement quelque métromane grec du Bas-Empire. Nous ne pouvons rien affirmer de plus.

Le manuscrit dans lequel se trouvent ces distiques, d'après le catalogue, semble être du xve siècle. Villoison ne dit rien sur l'âge supposé du manuscrit de la bibliothèque de Saint-Marc, dans lequel il a puisé les huit premiers vers dont nous avons déjà parlé.

Passons maintenant au texte, aux scholies et à la traduction. Cette dernière, pour être fidèle et néanmoins française, ou, pour mieux dire, écrite en français le moins barbare possible, a dû nécessairement présenter les difficultés les plus grandes.

Πρὸς τὰς ἀρχομένας ὑποχύσεις Ἀγλαίου, εὐγενεστάτου Βυζαντίων, ἐξ Ἡρακλέους τὸ γένος κατάγοντος, Ἀλεξάνδρου μαθητοῦ, συμμαθητοῦ δὲ Δημοσθένους καὶ φίλου, στίχοι ἡρωελεγεῖοι.

     Ἀγλαΐας τόδε σοι Βυζάντιος ἐσθλὸν ἰάλλω
       Ἰητὴρ ἑτάρῳ δῶρον ἀοιδοπόλῳ,
     Ὀφθαλμῶν μὲν ἄκος, Δήμητρος τῶν ὑποχεῖσθαι
       Ἀρχομένων, ὑπ’ ἐμῆς δ’ εὑρεθὲν εὐμογίης.
5.   Καὶ σοι δ’ ἔξοχον ἔσται ἐς ἄχθεα, παντί τ’ ὄνειαρ
       Παρμόνιμον, κάμψης ἄχρι κεν ἐς πλέονας.
     Ὅσσα δ’ ἔχει θρόνα λέξαι ἔοικέ μοι, ὡς ἐπαρήγειν
       Ἧς ἄν τι σθεναρὴ σύνθεσις ἥδε πέλει.
     Ἄνθους μὲν χαλκοῦ πεντώβολον, ἰσοβαρὲς δὲ
10.   Τοῦ συοδηλήτου τὴν ἀρετὴν γενέτην·
     Καὶ μεῖον τούτων ὀβολῷ στρόγγυλμα πυραιθὲς
       Πρόσθες, ὃ Γαλλαϊκοῖς ἀλδαίνεται ἐν δαπέδοις·
     Καὶ δύο διδράχμων, τὸ μὲν ἐκ ξανθότριχος ἄνθους,
       Ἔνυμα δ’ ἐκ μηδέων θάτερον ἱπποδάμου.
15.   Ἡμίσταθμον, ὃ τοῦ πατρὸς ψευδώνυμος ἔστω,
       Ὃς γῆμαι δμωῆς υἱέϊ δῶκε κόρην.
     Στῆσον δ’ αὖ ἀλόϊον ἐν ἥμισυ τοῦ προτέροιο
       Ἄχθος· ἄγε στάχυος Ἰνδογενοῦς ὀβολόν.
     Διστάσιος δ’ αὐτῷ πελέτω λίθος εἰαριήτης,
20.   Διστάσιον δ’ ἀφροῦ θρύμμα Φακουσιακοῦ.
     Σὺν δὲ τριάκοντα δραχμαῖς ἔτι καὶ δύο μίσγε
       Ὁλκὰς ἐξ ἄνθους νάμασι πηγὸς ἁλός·
     Καὶ Ζακορίσου Μούσαις ἰσάριθμον ὄπισμα
       Δραχμόθεν ἔστω σοι συγκαταχιρνάμενον
25.   Τετραμόρου κοτύλης, ὃ τιτύσκεται οὐ διὰ χειρῶν
       Ἐν δαπέδοις Βάκτης, ἀλλὰ διὰ στομάτων.
     Λεῖα δὲ πάντα καθ’ ἓν τρίψας ἀνάμισγε σὺν ὑγροῖς,
       Τημελέως τ’ ἀπόθου τεῦχος ἐς ἀργύρεον.

« Contre les cataractes commençantes, [recette en] vers héroïcoélégiaques d'Aglaïas, noble Byzantin, dont l'origine remonte
jusqu'à Héraclès, élève d'Alexandre, condisciple et ami de
Démosthène.

« Moi, Aglaïas de Byzance, le médecin, je t'adresse, ô ami

et poëte, ce don précieux, moyen de guérison pour les yeux, unique ressource de ceux qui éprouvent les premières atteintes de la cataracte. J'en ai fait la découverte par mon labeur assidu. (5) Il te servira efficacement contre les tourments [de la cécité], et il sera pour tous un avantage durable, jusqu'à ce que tu descendes chez les ombres. Je me propose de dire, combien il renferme de substances médicamenteuses, afin de venir en aide à ceux dont l'infirmité exige le secours de cette composition énergique.

» Cinq oboles de fleur d'airain, un poids égal (10) de la vertu médicamenteuse dont le nom rappelle la mère de celui qu'un sanglier fit périr. Ajoutez un obole de moins du globe brûlant qui croît dans les plaines gallaïques, et deux doubles drachmes, l'une de la fleur à la chevelure dorée, l'autre de la substance enveloppée de membranes qu'on retire des parties secrètes du dompteur de coursiers. (15) Prenez moitié de ce dernier poids de la substance nommée par antiphrase et fournie par le père qui donna sa fille en mariage au fils d'une esclave. Pesez encore du verjus préparé, moitié autant que le poids que nous venons d'indiquer ; puis il vous faudra prendre un obole de l'épi que voit naître l'Indus. Ajoutez le double poids de la pierre à laquelle le printemps [le sang] a donné son nom, (20) le double poids aussi de fragments d'écume phacousienne. A trente drachmes mêlez encore deux gros de l'efflorescence de sel qui se concrète dans les flots. Que le suc balsamique de Zacorison, en un nombre de poids égal à celui des Muses, soit mélangé drachme par drachme (25) aux quatre parties d'une coupe de ce qui, dans les prairies de Bacté, est élaboré non par des mains, mais par des bouches. Broyez le tout ensemble, pulvérisez-le finement, et mêlez-le aux liquides, puis déposez avec le plus grand soin [la préparation] dans un vase d'argent. »

Τὸ δένδρον ἡ πέπερις εἴκασται τῷ παρ' Ἕλλησιν ἄγνῳ τά τε ἄλλα καὶ τὸν κόρυμβον τοῦ καρποῦ. Φύεται δ' ἔν τισι τόποις οὐκ ἐφικτοῖς τοῖς ἀνθρώποις, οὗ λέγεται πιθήκων οἰκεῖν δῆμος ἐν μυχοῖς τοῦ ὄρους · οὓς πολλοῦ ἀξίους οἱ Ἰνδοὶ νομίζοντες, ἐπειδὴ τὸ πέπερι ἀποτρυγῶσι, τοὺς λέοντας ἀπ' αὐτῶν ἐρύκουσιν ὅπλοις · ἐπιτίθεται δὲ πιθήκῳ λέων, νοσῶν μὲν ὑπὲρ φαρμάχου, γεγηρακὼς δὲ ὑπὲρ [σίτου]. Τὰ δὲ πραττόμενα περὶ τὰς πεπερίδας ὧδε ἔχει · προσελθόντες οἱ Ἰνδοὶ τοῖς κάτω δένδρεσι, τὸν καρπὸν ἀποθερίσαντες, ἄλως ποιοῦνται μικρὰς περὶ τὰ δένδρα, καὶ τὸ πέπερι περὶ αὐτὰς συμφοροῦσιν, οἷον ῥιπτοῦντες ὡς ἄτιμόν τι καὶ μὴ ἐν σπουδῇ τοῖς ἀνθρώποις. Οἱ δὲ ἄνωθεν καὶ ἐκ τῶν ἀϐάτων καθεωρακότες ταῦτα, νυκτὸς γενομένης ὑποκρίνονται τὸ τῶν Ἰνδῶν ἔργον, καὶ τοὺς βοστρύχους τῶν δένδρων περισπῶντες ῥιπτοῦσι φέροντες εἰς τὰς ἅλως. Οἱ Ἰνδοὶ δὲ ἅμα ἡμέρᾳ σωροὺς ἀναιροῦνται τοῦ ἀρώματος, οὐδὲ πονήσαντες οὐδὲν, ἀλλὰ ῥᾴθυμοί τε καὶ καθεύδοντες.

Ὁ τοῦ πατρὸς ψευδώνυμος ἔστω. Ψευδώνυμον τὴν πικρὰν χολήν· τοιαύτη γὰρ οὖσα γλυκεῖα λέγεται. Ὃς δὲ, ἤτοι ὁ Ἀλέκτωρ, γαμῆσαι ἔδωκε μέσων· ἧς υἱέϊ δούλῳ υἱῷ γεννηθέντι Μενελάου παιδὶ Μεγαπένθῃ. Λέγει γὰρ Ὅμηρος· ἡ γὰρ Σπάρτηθεν Ἀλέκτορι μίγη δόλῳ.

Τοῦ ὑπὸ συὸς διεφθαρμένου· οὗτος δέ ἐστιν ὁ Ἄδωνις.

Γενέτην· ἤγουν μητέρα· ὠνόμαστο δὲ αὕτη Σμύρνα.

Γαλλαϊκοῖς. Κατὰ τὸν Γάγγην ποταμὸν αὐξάνεται τὸν ἐν τῇ Ἰνδικῇ.

Ἀλόϊον ἐν. Ὀμφάκιον· οὕτως λέγεται παρὰ Πολυείδῳ τῷ ἰατρῷ ἐν ταῖς τῶν φαρμάκων συνωνυμίαις.

Εἰαριήτης. Αἱματίτης λίθος· τὸ γὰρ ἔαρ Καλλίμαχος αἷμα λέγει, Νίκανδρος δὲ εἶαρ.

Θρύμμα Φακουσιακοῦ. Νίτρου ἀφροῦ· Φακούσιον γὰρ καλεῖται τὸ νίτρον ὁ Πολύειδος.

Πηγὸς ἁλός. Ἐξ ὕδατος πεπηγότος· ἁλοσάχνης. Οὕτω Πολύειδος.

Ὄπισμα. Ὀποβάλσαμον· Πολύδωρος γὰρ Ζακορύτιον λέγει.

Ἀλλὰ διὰ στομάτων. Αἱ γὰρ μέλισσαι διὰ στομάτων ἐργάζονται τὸ μέλι.

Αἱ ἑρμηνεῖαι αὗται οὐδεμίαν ἀμφιϐολίαν ἔχουσι διὰ τὸ τοῦ συγγραφέως Ἀγλαΐου εἶναι· διὰ δὲ τὸ σαφὲς καὶ ἡ συσταθμία τῆς δυνάμεως ἐγράφθη· χαλκοῦ ἄνθους < β' < έ· σμύρνης < — έ· πεπέρεως < β' — δ'· κρόχου < β'· καστορίου < β'· ἀλέκτορος < ά· ὀμφακίου < ά Ϛ· νάρδου Ἰνδικῆς ὀ. ά· αἱματίτου λίθου ὀ. β'· νίτρου ο. β'· ἁλὸς ἄχνης < λβ'· ὀποϐαλσάμου < θ'· μέλιτος Ἀττικοῦ κοτύλη.

Dans le titre, le mot ἀποχύσεις est une faute du copiste pour ὑποχύσεις. Ὑπόχυσις, *suffusio* des Latins (mot à mot, épanchement, à cause de l'opinion généralement répandue alors qu'une matière épanchée au-devant du cristallin formait l'opacité), est la maladie que nous appelons aujourd'hui *cataracte*, c'est-à-dire, l'opacité du cristallin et de ses parties accessoires. Le verbe qui en dérive est ὑποχεῖσθαι, *suffundi*, être affecté de cataracte. Hippocrate appelle cette maladie γλαύκωμα, de la teinte grise, blanchâtre ou bleuâtre du cristallin opaque. Ce nom plus tard a été imposé à la cataracte lenticulaire, c'est-à-dire occupant le cristallin lui-même. Celui de ὑπόχυμα fut alors assigné à la cataracte capsulaire ou membraneuse. En 1708 seulement, Brisseau restreignit l'acception du mot glaucôme à une espèce particulière de cécité ou goutte sereine, acception qui s'est conservée jusqu'à nos jours. La discussion sur cette nomenclature, sur les différentes espèces de la cataracte, sur le glaucôme, s'est prolongée jusqu'au siècle où nous vivons. Les personnes qui s'intéressent à cette question peuvent trouver les détails historiques dans mon mémoire sur le glaucôme, § xxv-xxviii (Bruxelles, 1842; et dans les *Annales d'oculistique*, t. vi, p. 213 et suiv.).

2. Manuscrit ἀοίδα πόλω. Δῶρον, idée puisée dans Philon, v. 12.

3. Δήμητρος. Ce mot ne donne aucun sens. Villoison a imprimé : « Δημήτερος τῶν ὑποχεῖσθαι (sic), » sans doute pour indiquer qu'il ne savait que faire de ce passage. On pourrait lire Δημή-τηρ, Cérès des cataractés, moyen aussi indispensable aux individus affligés de cataracte, que le blé ou le pain au reste des mortels. Le poëte a une prédilection toute particulière pour les locutions extraordinaires et guindées. Le copiste dont nous avons à signaler des erreurs nombreuses et grossières, et qui très-probablement ne savait ni le grec ni la médecine, était de force à créer le mot Δήμητρος, connaissant peut-être mieux le nom de Démétrios que celui de Déméter. Toutefois il me paraît hors de doute que la conjecture de M. Dübner : Δημήτριε, rétablit la véritable leçon primitive : *Un moyen de guérison, ô Démétrius, pour les yeux qui commencent à être atteints de cataracte.*

M. E. Miller propose de lire λύμης πρὸς pour Δημήτερος.

5. Ἐς ἄχθ. Ms. εἰς. Vill. ἐς.

8. Ce pentamètre ne donne pas de sens; il y a sans doute quelque erreur de copiste. J'ai traduit comme s'il y avait οἷς pour ἧς, en admettant que notre versificateur ampoulé ait voulu dire : « Pour porter aide à ceux à qui cette composition très-efficace *est quelque chose* (ἄν τι πέλει), » c'est-à-dire, « est utile ou nécessaire. » Je propose de lire : Ἧς ἀντὶ [νόσου] κ. τ. λ., « *pour combattre la maladie, contre laquelle cette composition est puissante.* »

9. Après ἄνθους le ms. porte le mot μέου barré d'un trait. Ἄνθος χαλκοῦ, cuivre finement divisé. Il ne faut pas le confon-

dre avec le χάλκανθος, solution native de sulfate de cuivre d'après Sprengel (*ad Dioscorid.*, v, 94), ou espèce de vitriol de cuivre d'après Beckmann (*Geschichte der Erfindungen*, ii, 72).

Πεντώβολον. Cod. πεντόβολον.

Le début est absolument celui d'une formule. Que l'on compare celle d'Aglaïdes (voy. ci-dessus, p. 8), ou la première venue dans Galien ou Aëtius, et l'on verra qu'elles commencent par l'indication pure et simple de l'un des ingrédients, sans qu'il y ait de verbe. C'est ce qu'Aglaïas a imité. Dans les vers suivants, c'est la nécessité du rhythme qui le force d'avoir recours à des verbes et de les varier le plus possible.

A partir du v. 9, les vers sont écrits sans séparation dans le manuscrit, comme si le copiste les avait pris pour de la prose.

10. La myrrhe (μύρρα, σμύρνα), médicament très-usité chez les anciens dans les maladies oculaires, est personnifiée par notre versificateur sous le nom de Myrrha, mère d'Adonis. La construction est : ἰσοβαρὲς γενέτην τοῦ συοδηλήτου τὴν ἀρετὴν, c'est-à-dire, κατὰ τὴν ἀρετὴν, *un égal poids de la mère d'Adonis quant à sa vertu médicamenteuse* ou *tant que vertu médicamenteuse, en tant qu'elle est l'équivalent ou le synonyme d'un médicament.* Ἀρετὴ remplace ici le mot δύναμις, qui, chez les médecins grecs, désigne très-ordinairement les agents thérapeutiques ; c'est dans ce sens, par exemple, qu'il a été employé p. 13, dans la seconde ligne de la clef de l'énigme. Γενέτην est d'ordinaire masculin et désigne le père ; par une licence l'auteur lui donne le genre féminin et l'emploie pour *genitrix*, à moins qu'il ne faille lire γενέτιν, comme ἀρότις de ἀρότης. Dans les formules, on trouve d'ordinaire le nominatif ou l'accusatif du poids ou de la dose construit avec le génitif de l'agent thérapeutique à employer, comme σμύρνης ὀβολοὶ έ ou ὀβολοὺς έ, σμύρνης τὸ ἴσον. Un poëte aussi guindé que notre Pseudo-Aglaïas devait nécessairement préférer la manière plus extraordinaire de s'exprimer, ἰσοβαρὲς γενέτην, comme s'il avait dit ἰσοβαρὲς σμύρνην. C'est ainsi qu'il dit dans le vers suivant στρόγγυλμα pour στρογγύλματος ou tout simplement πεπέρεως.

11. Ms. πυρχιθής. Philon, v. 19 : Ὀλκὰς δ' ἀργεννοῖο πυρώδεος εἴκοσι βάλλε (poivre blanc).

12. Γαλλαϊκοῖς. Il s'agit d'une région de l'Inde, mais je ne

trouve aucun nom semblable dans les géographes. Le vers exige ἄλδεται pour ἀλδαίνεται, que le scholiaste explique par le synonyme αὐξάνεται; mais la forme ἄλδω n'est pas usitée, surtout au moyen. Le changement de Γαλλαϊκοῖς ἀλδαίνεται en Γαγγετικοῖς βάλλεται proposé par M. Dübner satisfait aux exigences du sens et de la prosodie, en même temps qu'il explique la présence de la longue note sur la manière de recueillir le poivre. Cette conjecture, ainsi que celle du v. 3, est digne sous tous rapports d'être reçue dans le texte. L'hémistiche a tout l'air d'une réminiscence de l'un des distiques de Philon, où, d'après Galien, l'une des deux leçons était la suivante : Ξανθὴν μὲν τρίχα βάλλε μυρίπνοον Ἰσοθέοιο, Οὗ λύθρος Ἑρμείοις λάμπεται ἐν πεδίοις.

13. Ξανθότριχος. L'épithète, puisée sans doute dans le distique de Philon que nous venons de rapporter, paraîtra bien choisie, si l'on songe que ce sont en effet les stigmates très-longs et d'un jaune foncé qui constituent la partie de la plante efficace comme médicament et comme teinture. Ces stigmates, qui ont la forme de filaments flexibles, portaient les noms de γλω-γῖνες ou κροκίδες. Beckmann (*Geschichte der Erfindungen*, ii, 80) y ajoute celui de τρίχες-qu'à part le vers de Philon je ne trouve chez aucun auteur grec.

Ἔνυμα. Le mot ne figure dans aucun lexique. Il ne satisfait d'ailleurs aux lois de la prosodie qu'autant qu'on double la première consonne en la prononçant. Sous le rapport de cette licence, l'auteur avait probablement devant les yeux le vers d'Homère, Odyss. Δ, 13, Ἐπειδὴ τὸ πρῶτον κ. τ. λ., qu'il avait dû lire en même temps que celui auquel il fait allusion dans le distique suivant et que nous rapporterons. L'expression elle-même paraît forgée par l'auteur d'après quelques mots de Dioscoride, qui dit (*Mat. med.* ii, 26), en décrivant le castoréum, que les deux follicules dans lesquels se forme cette substance ne sont point contenus dans une même membrane (ἐν ἑνὶ ὑμένι), et qu'elle est fréquemment séparée par des membranes naturelles (διαφρασσόμενόν τε συνεχῶς φυσικοῖς ὑμέσι). Les mots que, plus loin, l'auteur attribue à Polyïdos et à Polydore sont probablement aussi de son cru. Ἔνυμα désignerait donc *la substance enveloppée ou traversée de membranes.*

14. Ἱπποδάμου. Κάστορά θ' ἱππόδαμον καὶ πὺξ ἀγαθὸν Πολυδεύκεα (*Iliad.* Γ, 237).

15. Le ms. a ainsi ponctué ces vers.... θάτερον, ἱπποδάμου ἡμίσταθμον· ὁ...., ce qui est évidemment mauvais. Ὁ se rapporte à ἡμίσταθμον, tandis que ψευδώνυμος est au féminin, comme remplaçant le mot χολή : « Un demi-poids qui sera de la bile. » Quelque chose de semblable pour la construction se trouve au v. 24 de Philon. Le fiel, tout amer qu'il est, se nomme, selon le scholiaste, γλυκεῖα, doux, par antiphrase ; voilà pourquoi le poëte l'appelle pseudonyme, ou improprement nommé. A ἀλέκτορος χολήν il substitue d'abord ἀλ. γλυκεῖαν, puis ἀλ. ψευδώνυμον. Enfin il personnifie et paraphrase Ἀλέκτωρ dans le père de la fiancée de Mégapenthes, fils de Ménélas et d'une esclave. *Odyss.* Δ, 10 :

(Μενέλαος) υἱέϊ δὲ Σπάρτηθεν Ἀλέκτορος ἤγετο κούρην,
Ὅς οἱ τηλύγετος γένετο κρατερὸς Μεγαπένθης
Ἐκ δούλης · Ἑλένῃ δὲ θεοὶ γόνον οὐκέτ' ἔφαινον,
Ἐπειδὴ τὸ πρῶτον ἐγείνατο παῖδ' ἐρατεινήν,
Ἑρμιόνην.

Le vers, tel que le cite le scholiaste, n'existe pas dans Homère, et le passage dont il fait précéder cette citation est évidemment corrompu.

L'idée de transformer en médicament un personnage homérique est encore tirée d'un des vers de Philon :

Καὶ τρίτου ἐν Τρώεσσι Μενοιτιάδαο φονῆος;
Δραχμήν,

c'est-à-dire, εὐφορβίου < ά, d'après les paroles de Patrocle (*Iliad.* Π, 849) :

Ἀλλά με Μοῖρ' ὀλοὴ καὶ Λητοῦς ἔκτανεν υἱός,
Ἀνδρῶν δ' Εὔφορβος.

Il en est de même du mot ψευδώνυμος. Philon dit : Δραχμὴν καὶ ῥίζης ψευδωνύμου κ. τ. λ., ce que Galien commente ainsi : νάρδου δὲ καὶ αὐτῆς < ά ἀξιοῖ βάλλειν, ἣν ψευδώνυμον εἴρηχε ῥίζαν, ἐπειδὴ στάχυς ὀνομάζεται. L'imitation ici est manifeste, puisque, afin de trouver une place pour ψευδώνυμος, il a fallu avoir recours au synonyme γλυκεῖα qui est fort peu connu et n'a été mentionné que par un très-petit nombre d'auteurs. Helladius, par exemple (Phot. *Bibl.* p. 535, a, 8, ed. Bekker), dit que les anciens, les Athéniens surtout, avaient l'euphémisme à cœur et appelaient par cette raison « ...τὸ μύσος ἄγος, τὸ δὲ ὄξος μέλι καὶ τὴν χολὴν γλυκεῖαν. »

17. Le mot ἀλόϊον ne se trouve nulle part. Il remplace l'ὀμφάκιον de la formule, c'est-à-dire, le suc inspissé et préparé de raisins non mûrs (verjus préparé).

18. Στάχυς Ἰνδογενής, νάρδου στάχυς, ναρδόσταχυς, νάρδος Ἰνδική (Dioscorid. ι, 6; Galen. *fac. simpl.* l. viii, t. 12, p. 84 ed. Kuehn.), nard de l'Inde, spicanard, selon Sprengel du *Patrinia Jatamansi* Don. ou *Valeriana Jatamansi* Jones.

19. La pierre hématite est un oxyde de fer natif, dont quelques variétés présentent une couleur rouge de sang. C'est de là que lui vient son nom, et probablement aussi l'emploi que l'antiquité en faisait dans les flux de sang. Il entre dans un grand nombre de collyres anciens. Le Pseudo-Aglaïas a substitué au mot αἱματίτης celui d'εἰαριήτης, qui n'existe dans aucun autre document de l'antiquité, et qu'il a sans doute forgé lui-même, sous prétexte que Callimaque a employé αἷμα pour ἔαρ. *Etymol. magn.*, v. Εἶαρ : Εἶαρ, τὸ αἷμα· καὶ εἰαροπότης, ὁ αἱματοπότης, ὥς φησι Καλλίμαχος · [fr. 247.] τὸ δ'ἐκ μέλαν εἶαρ ἔδαπτεν (ἔλαπτεν *Bentl.*). Les mêmes mots sont répétés en partie v. Ἡροφοῖτις, p. 422, fin. Oppien (*Hal.* ii, 648) se sert de la même expression : θερμὸν ἔαρ λάπτουσιν. Elle se rencontre encore dans le vers d'un poëte anonyme cité par Suidas, v. Ἔαρ :
—Ἧχι χονίστραι Ἄξεινοι λύθρῳ τε καὶ εἴαρι πεπλήθασι.

20. Ms. et schol. θρῦμμα. Φάκουσα, ville d'Egypte sur le bras oriental du Nil. Le νίτρον des anciens est probablement une espèce impure de notre soude ou natron d'aujourd'hui, qu'on trouve en grande quantité dans les lacs de l'Egypte; de là l'épithète Φακουσιακόν. L'écume de nitre ou de natron (ἄφρος νίτρου, ἀφρόνιτρον) est de la soude caustique impure (Sprengel *ad Diosc.* v, 128). Dioscoride (*ibid.*) la décrit comme écumeuse et caustique (ἀφρώδης καὶ δηκτικός).

21. Δραχμή et ὁλκή sont identiques, comme gros et drachme en français.

22. Ἄνθος ἁλός est, d'après Sprengel (*ad Diosc.* v, 128), une espèce de soude native qu'on trouve aussi dans les lacs de l'Egypte. Πηγός est probablement le génitif d'un adjectif πήξ formé par l'auteur, auquel il a assigné le sens de *concrété*.

23. Ὄπισμα, ὀπός, suc d'arbre, désigne ici l'opobalsamum, le baume de l'Arabie (de l'*Amyris gileadensis* et *Am. opobalsamum*). Selon le scholiaste, Polydore l'aurait appelé ζακορύτιον. Je ne sais pas ce que Ζακόρισον peut signifier. Ni dans la Judée, ni en Arabie, ni en Egypte, seuls pays qui produisaient le baume, il n'existait de ville ainsi appelée. Il n'y a de nom semblable, à ma connaissance, que celui de Zacoria (*Tab. Peuting.* cxxxvııı), Σάκορα (Ptolem. v. 3) ou Ζάγωρον selon d'autres géographes, ville d'Asie-Mineure, sur la côte de Paphlagonie, non loin de Sinope. Aucun auteur n'indique cette région comme produisant l'opobalsame. Après ἰσάριθμον le ms. place un point en haut. Dans le vers suivant il a συγκατακιρναμένου; il faut κιρνάμενον : le suc, l'opobalsame sera mêlé peu à peu avec une mesure de ce que préparent les abeilles; construction extrêmement contournée. En traduisant δραχμόθεν « *gros par gros,* » je crois être dans le vrai, bien que je ne me rappelle pas avoir rencontré jusqu'ici cette locution, et que les lexicographes ne l'aient point notée, à l'exception de Schneider, qui l'a puisée dans ce passage d'Aglaïas et la rend par : de la drachme « *von der Drachme* », traduction qui n'explique rien.

25. Τετράμορος, ayant quatre parties ou quatre ὀξύβαφα. La mesure appelée κοτύλη se composait de quatre ὀξύβαφα. L'ὀξύβαφον était un κύαθος et demi ; le κύαθος équivalait à l'once. Une κοτύλη contenait donc six cyathus ou 6 onces.

Tout le monde connaît le miel du mont Hymette ou de l'Attique. Cette province était anciennement appelée Ἀκτή, mais il n'est dit nulle part qu'elle ait porté le nom de Βάκτη. Le ms. a la glose interlinéaire : ἐν τῇ Ἀττικῇ. Je regarde donc Βάκτης comme une faute de copiste, et je crois qu'il faut y substituer Ἀκτῆς. C'est ainsi qu'on lit chez Andromaque (Galen. *de antidotis*, c. 6, t. xiv, p. 42), vers la fin de la description versifiée de sa thériaque, qui certes n'était pas inconnue à Aglaïas : πάντα Ἀκταίῳ μίσγοις συγκεράσας μέλιτι.

Il est étonnant qu'après tant d'ambages dans le reste de

poëme la fin énonce aussi simplement la dernière phrase de la formule d'Aglaïdes.

Quant aux scholies, il ne nous reste que fort peu de chose à en dire, après les remarques dont elles ont déjà été l'objet de notre part. Elles sont évidemment sorties de la même plume, comme l'auteur le dit d'ailleurs lui-même à l'occasion de la clef. Pour y faire davantage briller son érudition, il débute par un long passage sur un aromate aussi généralement connu que le poivre, et qui n'avait aucunement besoin de commentaire. Qu'on ne croie pas d'ailleurs qu'il fasse lui-même les frais de cette dissertation sur la manière de recueillir le fruit de l'arbre poivrier; le passage est littéralement copié de Philostraste (*Vit. Apollon.* III, 4), avec les variantes que nous allons noter.

Ἄγνος, *Vitex Agnus* L.

Φύεται — ἀνθρώποις, οὖ...; ms. φύεται δὲ ἐν..; Philostr. φύεται δὲ ἐν τοῖς ἀποτόμοις, οὐκ ἐφικτὸς... — Ὅπλοις...; Ph. χυσί τε καὶ ὅπλ.

Après ὑπὲρ il y a dans le manuscrit un espace blanc que j'ai rempli par le mot σίτου, pris dans le texte de Philostrate.

Τὸν καρπὸν...; Ph. καὶ τὸν καρπ.

Ἅλως. Le ms. porte ἄλλως..., ἄλλως....., fautes du copiste. Il faut lire avec Philostrate ἅλως, des aires, ou cercles dépouillés de gazon et dans l'étendue desquels on a battu la terre pour la dur-cir, de peur que le poivre ne se salisse en s'y enfonçant.

Καθεωρακότας...; Ph. ἐφεωρακότας. « Καὶ omittit et καθεωρακότας legit Photius. » *Olearius.*

Ῥᾳθ. τε κ. κάθ., *sans peine et sans se priver de sommeil.*

Palladius (*de Bragmanibus.* Lond. 1668, in-fol. p. 5), qui pa-raît avoir puisé aux mêmes sources que Philostrate, parle aussi de la récolte du poivre : un peuple de l'Inde (Θηβάιδες, Βιθσάδες, Βησσάδες dans les différents manuscrits), composé d'individus de très-petite taille, habite les cavernes des rochers. Ces gens, habitués à marcher le long des précipices (κρημνοβατεῖν), recueillent le poivre qui croît sur des arbustes rabougris.

Polyidus, appelé aussi Polyïdes (Paul d'Egine, VII, 12), est nommé par Galien (t. XIV, p. 675) parmi les médecins de l'époque mythologique, tels que Chiron, Aristée et Melampus. Quant à Polydorus, le scholiaste est le seul, à ma connaissance, qui le mentionne. Ἁλὸς ἄγνη et ἀλὸς ἄνθος, regardés comme synonymes par le scholiaste, sont deux substances bien différentes. Celle-ci, comme nous l'avons déjà dit, est une espèce de soude, celle-là, au contraire, du sel marin efflorescent (Sprengel *ad Dioscorid.* v, 126). Cette confusion est une preuve de plus que le poëme n'est pas l'œuvre d'un médecin.

Dans la clef de l'énigme les indications des poids des trois premiers ingrédients, ⊲ β′⊲ έ, ⊲ —έ, ⊲ β′— δ′, sont des erreurs de copiste pour — έ, —έ, — δ′, c'est-à-dire, ὀβολοὶ έ, δ′. Après ἀλέ-κτορος manque le mot χολή. Dans l'indication de la dose du ver-jus le signe S est de trop.

Le poids de l'opobalsame m'avait d'abord paru avoir été changé arbitrairement par le paraphraste, uniquement pour amener une occasion de placer l'allusion au nombre des Muses. Mais, toute réflexion faite, je pense maintenant qu'une drogue aussi précieuse, et qui dans les compositions n'entrait jamais qu'à très-petite dose, ne pouvait être employée en aussi grande quantité qu'une substance vulgaire comme le sel. Les copistes de la formule d'Aglaïdes doivent donc s'être trompés plutôt en répétant le chiffre 32.

Je ne saurais mieux terminer ce travail que par la lettre sui-vante, que M. Dübner m'a fait l'honneur de m'adresser, et qui contient ses remarques et ses ingénieuses conjectures, déjà mentionnées par moi.

Monsieur,

« En lisant votre article, dont vous avez bien voulu me com-muniquer les épreuves, je me suis de plus en plus félicité de vous avoir laissé le soin de publier cette pièce, que j'avais pro-mise à M. Renier. Ce ne sont pas seulement les détails mé-dicaux que vous avez expliqués ; c'est surtout l'intérêt litté-raire de cet *anecdoton* que vous avez éclairci et précisé par des rapprochements inattendus. Vos résultats médicaux et lit-téraires subsisteront, de quelque manière qu'on doive réta-blir le texte fréquemment corrompu : je puis donc me per-mettre de vous adresser mon opinion sur quelques passages que je crois altérés. Au vers 3, vous avez douté vous-même de δήμητρος ou δημήτερος (chez Vill.). C'est probablement lé nom de l'ami, Δημήτριε, auquel Aglaïas est censé envoyer sa recette.

Les lettres ησαντι, en tête du vers 8 sont, je pense, le reste d'un datif de participe, dépendant d'ἐπαρήγειν, dans le sens de ἀκούσαντι, μαθόντι, ou bien dans celui de μίξαντι. Νήσαντι ne serait pas admissible. Les vers 9 et 10 n'ont pas de verbe ; πρόσθες au vers 12 en suppose un qui l'ait précédé. Voici ce que j'ai conjecturé :

> Ἄνθους μὲν χαλκοῦ πεντώβολον, ἰσοβαρὲς δὲ
> Τοῦ συοδηλήτου τῷ δ' ἄγε τὴν γενέτιν,

et à égal poids de celui-ci (du χαλκοῦ ἄνθος) *pèse...* ΑΓΕΤΗΝ une fois corrompu en ΑΡΕΤΗΝ, tout copiste devait être tenté de changer τῷδ' en τήν. Au vers 12, le scholiaste ne dit rien sur Γαλλαϊκοῖς : il met simplement κατὰ τὸν Γάγγην, sans indiquer aucun rapport entre les Γαλλαϊκὰ πεδία et ce fleuve. Ajoutez à cette circonstance que, dans plusieurs écritures onciales, le Γ a la barre supérieure tellement penchée, qu'il ressemble tout à fait à un Λ, et vous me trouverez peut-être autorisé à écrire ce vers ainsi :

> Πρόσθες, ὃ Γαγγετικοῖς βάλλεται (ou ἄλλεται) ἐν πεδίοις.

ΑΛΛΕΤΑΙ a pu être lu αλΔεται, puis changé par le copiste, selon l'exigence de l'usage, en ἀλδαίνεται. En tout cas βάλλεται ou ἄλλεται est justifié par la scholie, et justifie lui-même cette histoire du poivre qui, sans cette leçon, n'aurait rien à faire ici et serait la seule remarque inutile du scholiaste. — Pour les vers 13 et 14, je propose :

> Καὶ δύο διδράχμω, τὸ μὲν ἐκ ξανθότριχος ἄνθους,
> Νώμα δ' ἐκ ρηδέων θάτερον Ἱπποδάμου,

avec cette construction : δύο διδράχμω νώμα, τὸ μὲν... θάτερον δὲ ἐκ... Dans des phrases ainsi divisées, le verbe est assez souvent mis au second membre. Vous sentez bien, Monsieur, que j'ai écrit νώμα faute de mieux ; du reste un poëte comme le nôtre pouvait bien employer νώμα, *libra*, comme variation de στῆσον, ἄγε. — Dans la scholie du vers 15, les mots μέσων ἧς me paraissent être une corruption de δμωῆς ; ainsi : ὃς δὲ (ἤτοι ὁ Ἀλέκτωρ) γαμῆσαι ἔδωκε δμωῆς υἱέι (δούλης υἱῷ, γενηθέντι Μενελάου παιδὶ Μεγαπένθῃ) [κόρην]. — Je ne doute pas que vous ne finissiez par découvrir un jour la vraie leçon pour ἀλόιον ἔν et pour ζακορίσου ou ζαχορύτιον. Au vers 18, la mesure peut faire présumer que notre versificateur a mis par recherche : Σινδογενοῦς, d'après les noms de villes indiennes Σίνδα, Σινδόμανα et autres avec le σ. Au vers 22, il faut écrire en un seul mot ναμασιπηγός, que notre grammairien aura formé, Ὁμηρικῷ ζήλῳ, d'après τειχεσιπλήτης, ἐγχεσίμωροι.

» Telles sont, Monsieur, les petites observations auxquelles je me serais borné en publiant ces vers : comparez-les avec votre travail substantiel, et vous reconnaîtrez combien je dois être satisfait que vous ayez bien voulu l'entreprendre.

» Agréez, etc. »

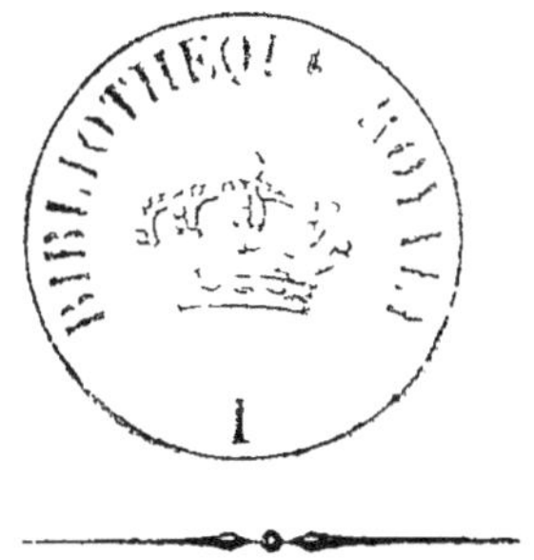